LETTRE

DU

DOCTEUR TÂTONNANDO.

LETTRE

DU

DOCTEUR TÂTONNANDO,

CONTENANT

L'HISTOIRE DES DIVERS TRAITEMENS

ESSAYÉS INUTILEMENT

SUR

VIVACE LEFRANC,

MALADE D'UN EXCÈS DE SANTÉ.

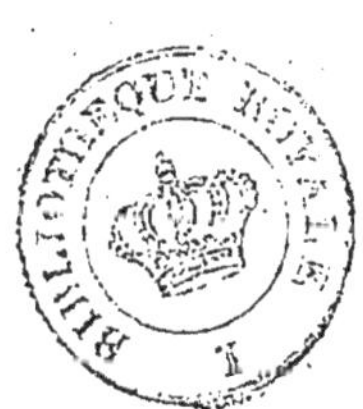

A PARIS,

CHEZ PILLET AINÉ, IMPRIM.-LIBRAIRE,

RUE CHRISTINE, N° 5;

ET CHEZ LES MARCHANDS DE NOUVEAUTÉS.

1821.

LETTRE
DU
DOCTEUR TÂTONNANDO.

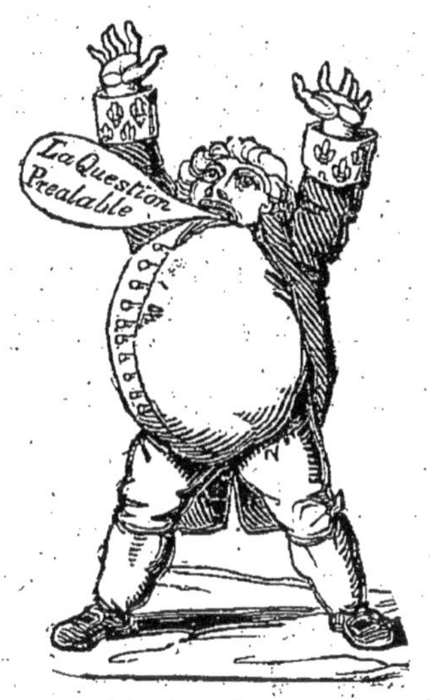

MES CHERS CONFRÈRES,

Rien ne me paraît plus absurde et plus contraire à la dignité de la médecine que de définir cette science *l'art de guérir*. En effet, lorsque les maladies sont plus fortes que les remèdes, les remèdes, bien qu'administrés suivant les principes de l'art, ne sauraient en triompher ; il serait donc injuste de faire dépendre la médecine de la guérison ; elle ne dépend que des règles : on peut tuer un homme conformément aux principes de la médecine, et alors il est bien tué ; sans doute c'est un malheur, mais ce n'est pas une faute ; et le médecin qui a suivi les règles de la science n'en est pas moins un savant homme, et ne mérite que des éloges, tandis que celui qui guérit ses malades en s'écartant de ces règles aurait tort, et mériterait le blâme de la faculté. Si ces vérités ne sont pas assez goûtées dans le monde, elles sont du moins bien connues de vous, mes chers confrères ; c'est donc à vous que j'en appelle contre les murmures d'un public injuste et ignorant qui veut me rendre responsable de la non guérison de mon malade. Je ne conteste pas, il est vrai, l'inefficacité de mes remèdes, mais il m'importe de prouver que mes ordonnances sont l'ouvrage d'un esprit judicieux, parfaitement éclairé dans la science des Hippocrate et des Galien, et qu'elles étaient impérieusement commandées par chacun des accidens qui se sont manifestés dans le cours du traitement ; c'est là, en effet, tout ce qui importe au médecin qui se respecte ; la guérison ne le concerne pas, elle ne regarde que le malade. Je vais donc vous faire le récit exact de ces accidens, et des remèdes que j'ai prescrits, pour que vous soyez juges entre moi et mes détracteurs.

Vivace Lefranc est un homme d'une taille gigantesque, d'une complexion sanguine, d'une structure puissante ; il a la tête chaude, l'estomac robuste, et les reins bons ; en tout point c'est un garçon vigoureux, capable de supporter les plus longues fatigues, et qui ne se porte jamais mieux que lorsqu'il a de rudes travaux à exécuter ; mais, comme il arrive à tous les sujets d'un tempérament sanguin, sa vigueur même lui devient funeste lorsqu'il est dans l'inaction ; car elle se porte alors aux organes nobles, et produit les plus grands désordres. C'est dans une de ces indispositions que je fus appelé, il y a trente-deux ans, à lui donner des secours. Après avoir consulté tous les diagnostiques qui pouvaient m'éclairer sur son état, j'eus la certitude que sa maladie n'était autre chose qu'un excès de santé. De tous les maux qui peuvent affliger l'espèce humaine, c'est, vous le savez, mes chers confrères, celui dont la médecine vient le plus aisément à bout. J'entrepris donc d'en guérir Vivace Lefranc, et de le mettre à l'abri des rechutes.

Le sang affluait visiblement à la tête, et, comme cette partie est le centre de tout le système nerveux, le malade éprouvait une sorte d'agitation générale qui faisait craindre une crise prochaine : sa vue se troublait, des étourdissemens, des vertiges, semblaient menacer ses facultés mentales ; toutefois, aucun accident grave ne s'étant manifesté, je me flattai de pouvoir les prévenir. Le régime du malade présentait plusieurs abus qui favorisaient l'effervescence du sang ; je résolus de les réformer, mais comme ils étaient enracinés dans ses habitudes, je jugeai indispensable d'ordonner un changement radical, et je prescrivis un autre régime, qui devait faire à mon homme une constitution toute neuve.

J'administrai d'abord une purgation vigoureuse ; l'effet en fut si puissant, que le malade fut ébranlé dans toute son organisation ; non-seulement il rendit tous les élémens de fermentation qui le tourmentaient, mais, soit dit entre nous, plusieurs de ses organes éprouvèrent des lésions fâcheuses, et devinrent le siége d'une irritation nouvelle : la crise qu'il éprouva fut longue ; les convulsions, les spasmes, se succédèrent ; une révolution complète s'effectua en lui, et l'équilibre des humeurs fut entièrement détruit : je ne sais pas bien comment il se fit que l'activité du sang parut s'accroître dans cette secousse ; une fièvre violente se déclara avec un transport au cerveau, et Vivace Lefranc battit la campagne.

Quoique je ne partage pas entièrement l'opinion du docteur Gay, qui prétend que la saignée est un commencement d'assassinat, parce que, dit-il, *le sang, c'est la vie*, je ne suis pas non plus de ces phlébotomistes déterminés qui commencent par saigner leur homme avant de lui avoir tâté le pouls, et s'informent ensuite du siége et de la cause de son mal. Je suis, en médecine, pour les opinions qu'on appelle *du milieu*, redoutant également, et pour raison que vous savez bien, mes chers confrères, la fin du malade et celle de la maladie. J'avais donc hésité long-tems avant de recourir aux coups de lancette, qui paraissaient indiqués par tant de symptômes; mais enfin toute la pharmacopée ne m'offrant plus que des secours insuffisans, j'appelai la chirurgie à mon aide, et j'ordonnai des saignées copieuses: par ce moyen, je parvins à déplacer l'irritation, mais elle se porta d'un autre côté, et je ne pus rétablir l'ordre et l'harmonie dans les fonctions du malade. Loin d'en éprouver du soulagement, son état ne faisait qu'empirer, et ses facultés mentales, au lieu de se rasseoir, se détraquaient de plus en plus.

Le délire de Vivace Lefranc devint même inquiétant pour les gens du voisinage; ils voulurent le lier, mais il les battit: ils prirent enfin le sage parti de s'enfermer chez eux, et de l'abandonner à son mal et à mes remèdes.

Après avoir essayé tous les régimes sur le patient, sans en trouver un seul qui lui convînt, je le réduisis à une diète rigoureuse; ce moyen, joint à des saignées fréquentes, produisit enfin chez lui une lassitude générale qui triompha de la fièvre. A peine entré dans sa convalescence, je ne vis rien de mieux à faire que de détourner au dehors cette activité terrible qui produisait tant de ravages au dedans. J'ordonnai donc à Vivace Lefranc, d'abord, de courtes promenades dans les environs de son domicile, puis des marches plus longues, enfin des parties de chasse continuelles.

Cependant je ne me bornai pas à ces moyens d'hygiène : il fallait fortifier, par des remèdes internes, le tempérament délâbré du convalescent. Je lui administrai le quinquina à fortes doses, j'y joignis l'effet de plusieurs toniques; mais comme Vivace Lefranc avait en aversion certains médicamens que je jugeais indispensables, je triomphai de sa répugnance en les déguisant sous la forme de pilules ; il les gobait sans difficulté, pourvu qu'elles fussent bien dorées, et j'avais des gens qui excellaient à cela.

A l'aide d'un traitement suivi, j'avais réussi à déterminer une nouvelle action du sang, qui laissait la tête du malade parfaitement libre ; c'était sans doute un heureux résultat, mais je l'achetai par quelques inconvéniens qui appelèrent toute ma sollicitude. Mon homme éprouvait des obstructions très-douloureuses; bientôt il se plaignit d'une oppression fatigante ; les organes vitaux en paraissaient vivement affectés. Pour prévenir les crises que cet état pouvait faire naître, je fis appliquer, aux parties en irritation, quelques milliers de sangsues, nombre qui n'était qu'en proportion avec la taille vraiment colossale du sujet.

Tout porte à croire que ce traitement, favorisé par la distraction que prenait Vivace Lefranc, aurait achevé de le rétablir s'il eût pu continuer ces exercices ; mais son territoire ne lui suffisant pas, il alla chasser sur les terres de ses voisins : il y faisait de grands ravages ; ceux-ci, trop faibles pour lui résister individuellement, se réunirent un beau jour contre lui, et prirent si bien leurs mesures, qu'il ne lui fut plus possible de mettre un pied hors de sa demeure.

Quand je vis mon homme réduit à une inaction forcée, je prévis d'abord les dangers nouveaux qui naîtraient de sa position : privé de distraction, presque seul avec lui-même, Vivace Lefranc allait être livré à tous les tourmens d'une imagination très-vive. Le superflu d'existence qui l'agitait, ne trouvant plus à se dépenser, allait retomber sur lui. Quels ravages ne causerait-il pas sur un homme de cette complexion ? J'allais donc avoir de l'occupation auprès de lui ; toutefois comme on ne peut traiter ces sortes de maladies où le moral n'a pas moins de part que le physique, sans se rendre le médecin de l'ame comme le médecin du corps, je crus devoir adresser à Vivace Lefranc les exhortations suivantes.

« Mon cher ami, lui dis-je, vous allez passer d'une existence active à une vie paisible, sédentaire ; tâchez de supporter ce changement avec sagesse et résignation, renoncez de bonne grâce à vos habitudes, et hâtez-vous d'en contracter de nouvelles, conformes à votre situation ; appliquez-vous, sur toutes choses, à maintenir l'équilibre dans vos organes en imposant silence à vos sens, afin qu'aucun d'eux ne tyrannise les autres. Les passions, dit un moraliste célèbre, ont chacune un intérêt propre ; elles ont un langage très éloquent, elles sont flatteuses et corruptrices ; la dernière qui parle semble avoir raison ; mais si on leur prête l'oreille, elles disposent bientôt de vous à leur gré. Une lutte violente s'établit entre ces tyrans domestiques, et c'est vous qui en êtes le prix ; ce qui n'est pas très-honorable pour votre raison, mais ce qui est surtout très-préjudiciable à votre santé. Tâchez donc que le sang ne domine pas sur la bile, et que la bile ne vienne pas à s'échauffer outre mesure. Imposez silence à votre estomac s'il est trop gourmand ; car, n'en déplaise à un sénateur romain qui ne savait pas si bien la médecine que quelques-uns de nos sénateurs français, l'estomac a un intérêt qui n'est pas toujours celui des membres. Quant à ces membres, ils auraient aussi leur volonté si vous les laissiez faire. Vos bras ne demanderaient pas mieux que de distribuer des horions ; vos jambes aimeraient assez à courir les champs ; il n'y a pas jusqu'à votre langue qui n'éprouve parfois des démangeaisons de s'exercer aux dépens de votre poitrine ; vos dents ont souvent envie de mordre lorsque votre estomac est rempli. Si tous ces organes étaient livrés à leur liberté, si chacun d'eux voulait vous gouverner à sa guise, s'ils se mettaient à la fois à parler leur langage, il y aurait un beau désordre dans votre intérieur, et je ne répondrais plus de vos jours. Mais, mon cher ami, la nature vous a donné la raison pour conduire toute cette république, pour maintenir l'ordre et la discipline, pour régler toutes ces volontés particulières. Ne perdez donc point de vue que vos organes sont faits pour servir votre corps, et non pour lui commander. Afin de mettre votre esprit à l'abri de leurs séductions, faites en sorte de l'occuper à des choses utiles: votre chambre n'est pas, à la vérité, très-grande; mais, pendant votre maladie et vos excursions, vous n'avez guère pensé aux améliorations dont elle était susceptible. Travaillez à l'embellir, entourez-vous de choses commodes et agréables, cultivez les arts et les sciences, acquérez de l'instruction et des richesses. Si vous suivez mes avis, je n'aurai pas de peine à rétablir entièrement votre santé; mais si vous traitez mes conseils avec cette légèreté qui vous a caractérisé jusqu'à ce jour, je crains bien que tous mes soins ne puissent vous guérir. »

Vous voyez, mes chers confrères, que les consultations du médecin de l'ame valaient bien les ordonnances du médecin du corps. Vivace Lefranc promit de s'y conformer ; mais à peine eut-il passé quelques jours dans sa chambre que l'ennui le gagna. Tourmenté de plus en plus par ses souvenirs et par une effervescence de sang que favorisait le mois de mars, il se jeta un beau jour par la fenêtre, se cassa les bras et les jambes, et fut reporté presque sans connaissance dans son lit.

Je m'empressai de réparer, du mieux que je pus, tous les ravages qu'un instant de délire avait causés. Je mis des compresses sur toutes ses plaies, et je me flattai que les suites désastreuses de cette escapade rendraient le malade plus sage à l'avenir. Néanmoins comme sa santé était plus compromise que jamais, je résolus d'établir auprès de lui une petite pharmacie, afin de trouver sous ma main tous les médicamens dont j'aurais besoin dans les diverses crises que je prévoyais. Vous me saurez gré, mes chers confrères, de vous donner la description de cette officine. Outre que cette description est nécessaire à l'intelligence du traitement qui va suivre, elle peut être utile à ceux d'entre vous qui se trouveraient dans le même cas.

J'employai, pour classer mes drogues, les désignations alphabétiques; vous apprécierez la commodité de cette méthode ainsi que les motifs d'ordre qui me firent diviser ma pharmacie *en rayons de la droite, de la gauche et du centre.*

Je plaçai donc au côté droit les médicamens suivans :

V.b.c., cordial généreux.
B.d.V.x, baume pour faire transpirer.
D.n.d., purgatif vigoureux.
D.l.l.t, élixir de Garus.
L.b.r.d.n., } . . prompts antidotes.
C.b.j.c.,
B.r.n.n., compresse répercussive.
B.n.l.d, racine de patience.
C.lzl.d.Cssrg., sinapismes.
D.D.n., poudre pour éclaircir la vue.
C.r.n.t.-d.n.c.r.t, poudre sternutatoire.
Dplsss Grndn, vinaigre des quatre voleurs.
Bnt, baume tranquille.
Prdsss, gomme élastique.
Mrclls, liqueur éthérée.
P.t, onguent miton-mitaine.

V......, et ......, *C*......,	remèdes *proprement* dits.

Plusieurs appareils pour désinfecter, plusieurs épuratifs, plusieurs baumes et vulnéraires, quelques drogues avariées qui ont perdu leur vertu.

Au côté gauche :

B.,	pierre infernale.
M.l.,	sirop de douce amère.
F.,	baume de fier-à-bras.
Ch.,	poudre caustique.
Dmrs,	moxa.
Bgn,	liqueur noire, amère et mordante, composition secrète.
Crclls,	acide vitriolique.
L.f.tt.,	eau-forte.
L.f.t.,	vif-argent.
Grdn.,	une barrique pleine de vent et d'esprit.
Et.n.,	un petit alambic.
R. C.l.rd.,	une bouteille à l'encre.
K.y,	petite pilule amère légèrement enfarinée.
D'A.,	éruptif.

Plusieurs dissolvans plus ou moins actifs, plusieurs corrosifs, plusieurs gaz inflammables et subtils, quelques médicamens généreux qui se sont aigris par la fermentation, mais qu'on pourrait rectifier en neutralisant leurs acides.

Au centre :

Bgnt,	un thermomètre.
P.q.r,	une balance.
L.n.,	poudre d'ellébore.
B.n.,	onguent résolutif.
S.m.n.,	sel neutre.
P.,	un emplâtre.
B.l.c.r.d-B.l,	une carafe d'orgeat.
B.r.d,	un verre d'eau.
D.H.t.f.l,	sucs de pavots.
C.r.o.s.r,	une limonade.
R., *B.q.t.*, *S-Cr.q*, etc.,	divers bocaux de sangsues.

Plusieurs drogues nauséabondes, plusieurs emplâtres, plusieurs absorbans, plusieurs cruches vides prêtes à recevoir toutes sortes de liqueurs; des bouchons de liége pour la clôture, des onguens répercussifs, etc., etc., etc.

Vous voyez, mes chers confrères, que j'étais parfaitement en mesure pour tous les maux présens et à venir. Il me reste maintenant à vous rendre compte de l'emploi que je fis successivement de ces divers médicamens, et des effets qu'ils produisirent.

Mon malade était, à la suite de sa dernière crise, dans un délabrement complet; tous ses organes étaient en désordre, toutes ses humeurs en mouvement, une fièvre assez forte agitait encore tous ses nerfs, et, pour comble de mal, il avait sur la poitrine un poids qui gênait sa respiration. Je parvins, par le secours des sangsues, à le délivrer peu à peu de cette oppression; je lui administrai un bon purgatif, et je pris au côté droit de mon officine des baumes, des vulnéraires, des cordiaux, des élixirs, qui rétablirent la circulation du sang et des humeurs, rappelèrent les esprits vitaux, et opérèrent une prompte régénération dans les organes lésés.

L'effet de ces remèdes fut si puissant, qu'au bout de quelque tems Vivace Lefranc se trouva hors de danger, et parut en pleine convalescence: c'était pour moi l'avertissement d'un nouvel embarras qui appelait toutes mes réflexions; car il était évident que ces progrès, en se continuant, donneraient naissance à tous les inconvéniens que j'avais eu tant de peine à combattre. Déjà de fortes démangeaisons, de l'irritation même, commençaient à se manifester sur les points où j'avais maintenu les compresses. Voilà, me dis-je, assez de santé comme cela, l'excès deviendrait funeste; hâtons-nous de maintenir l'équilibre qui menace de se rompre. Peut-être aurais-je pu employer, avec succès, les apéritifs, les sudorifiques et autres moyens de chasser l'irritation au dehors, mais je n'étais pas sûr que ces remèdes fussent assez souverains pour prévenir les éruptions et les révolutions d'humeurs; je crus donc plus sage de recourir aux ingrédiens qui garnissaient le centre de ma pharmacie. Je mitigeai, dans un fort volume d'eau, les médicamens trop actifs de la droite, je neutralisai leur vertu; j'employai les calmans et les soporifiques; bientôt je résolus de supprimer entièrement les cordiaux et les élixirs, et de ne faire usage que des délayans tout seuls.

Par ce moyen, je réussis complètement à maîtriser la guérison; mais je ne maîtrisai pas la maladie, car le sang du convalescent s'appauvrit, son estomac se détériora; les tisanes et l'eau chaude que je lui faisais prendre lui semblèrent si fades, que la seule vue de ces breuvages lui causait des nausées et des soulèvemens de cœur; je crus donc devoir les relever par d'autres ingrédiens ; mais comme je ne pouvais revenir aux cordiaux, qui produisaient une régénération trop prompte, je pris, sur les rayons à gauche, quelques poudres caustiques, quelques acides minéraux, qui devaient agir comme stimulans sans augmenter le volume du sang et la somme des élémens vitaux. Sans doute l'effet de ces drogues eût été funeste si je les eusse employées sans précaution ; mais j'en mettais si peu ! elles se trouvaient noyées dans une si forte quantité d'eau, que leur action corrosive devenait presque insensible. D'ailleurs, n'est-il pas reconnu que l'estomac finit par s'arranger avec ces sortes de substances de manière à n'en éprouver aucun dommage ? et, sans parler de Mithridate, qui prenait, chaque matin, un verre de poison pour se mettre en appétit, n'a-t-on pas vu, de nos jours, plusieurs polyphages, et entre autres le peintre Molière (1) avaler,

(1) Il n'est pas question ici du grand peintre de mœurs, mais d'un petit peintre italien nommé Molière, ou plutôt Molieri, qui, pour n'avoir rien à redouter des drogues qu'il employait, s'était avisé d'y accoutumer son estomac. Il s'adressa d'abord au vert-de-gris ; affriandé par cet essai,

sans difficulté, de l'eau forte et même de l'arsenic. Je crus donc pouvoir, sans inconvéniens, augmenter peu à peu la quantité de stimulans que je faisais prendre à mon malade. D'abord, je me servis des *scrupules* pour les peser; bientôt je mis les scrupules de côté, et je ne mesurai plus mes ingrédiens corrosifs que sur la langueur progressive de Vivace Lefranc, et sur la complaisance de son estomac: cette complaisance allait si loin, que je hasardai même un jour de mêler un peu d'arsenic dans une de ses tisanes, mais il la vomit, et je ne jugeai pas à propos de renouveler l'épreuve.

Cependant l'organisation de mon géant

---

il passa à la litharge. Cet homme, étant impliqué mal à propos dans quelque affaire de police, Fouché, soit pour mettre sa véracité à l'épreuve, soit par un motif de pure curiosité, lui fit faire, en présence de plusieurs personnes, l'expérience de la singulière faculté qu'il avait acquise. Je rencontrai dix ans après le même petit homme aux Etats-Unis, dans le comté d'Orange, où il faisait les portraits en cire de toute la famille Madisson. Il n'était pas embelli dans cet espace de tems, mais il n'était ni moins vif ni moins affamé; il avait même fait des progrès dans son art, car il en était à l'arsenic. Je recommande ce fait à mon confrère M. Orfila, pour la seconde édition de son *Traité des Poisons*.

s'affaiblissant de plus en plus, j'employai successivement le moxa, les caustiques, la pierre infernale, et tout ce qui pouvait produire en lui une irritation propre à fixer la vie qui menaçait de le quitter.

C'est ici la partie du traitement que mes détracteurs ont le plus attaquée. « Pourquoi, me disent-ils, avoir eu recours à ces terribles ingrédiens, qui ne procuraient qu'une vie factice à votre malade, et qui dissolvaient lentement son organisation ? » Ils en parlent bien à leur aise ; ignorent-ils donc que si je n'avais pas employé ces sortes de remèdes, il eût fallu faire usage de ces médicamens du côté droit, qui auraient amené tous les inconvéniens, non moins redoutables, d'un excès de santé ? D'ailleurs, mes chers confrères, je vous dirai, en confidence, qu'un autre motif me portait à en agir ainsi : si je n'eusse abandonné ces médicamens trop salutaires, ils auraient fini par chasser le médecin ; et je sais trop ce que je dois à l'honorable profession que j'exerce, pour ne pas tenir continuellement la balance entre la mort et la vie, entre l'excès du mal et l'excès du bien.

Toutefois, une catastrophe imprévue sembla donner beau jeu à mes ennemis : mon malade éprouva une hémorragie qui faillit de l'emporter ; ils s'écrièrent que c'était l'effet des poisons dont je l'abreuvais ; mais je me hâtai de soutenir que c'était un *accident isolé* qui ne prouvait rien contre le traitement. Au risque d'affaiblir cette excuse par une inconséquence, je n'en jugeai pas moins urgent de discontinuer ce même traitement, et d'employer tous mes efforts à réparer les ravages qu'il avait causés. Ces ravages étaient tels, que je fus d'abord obligé de recourir aux remèdes extrêmes. Je mis au malade le sinapisme *C. d. C.*, qui produisit une crise violente, à la suite de laquelle il donna signe de vie.

A peine eus-je obtenu ce résultat que je courus, sans balancer, au côté droit de ma pharmacie ; j'en remuai tous les bocaux, j'y puisai des antidotes et des élixirs ; je les mêlai aux délayans du centre pour éteindre le grand feu qui dévorait le malade, et pour réparer les lésions que les corrosifs avaient faites dans son estomac ; et comme il était atteint d'une transpiration excessive qui contribuait à l'épuiser, j'appliquai, temporairement à l'extérieur, des toniques et des astringens qui devaient arrêter cette évacuation, jusqu'à ce qu'elle fût réduite dans de justes bornes.

L'effet combiné de ces remèdes procura un mieux sensible; cependant les caustiques et les dissolvans avaient créé tant de points d'irritation dans les organes du malade, il y avait tant de chaleur dans le sang, ses humeurs étaient tellement viciées, qu'il eut peine à digérer les sucs salutaires que je lui donnai; bientôt les rafraîchissans et les épuratifs chassèrent au dehors toutes les substances corrosives qui avaient pris droit de bourgeoisie dans l'estomac; elles causèrent une sorte d'éruption très-maligne qui se trouva favorisée par les ardeurs de la saison (nous entrions alors dans le mois de juin); des *boufiflés* pleines de vent levèrent sur toute la surface de la peau, une fièvre inflammatoire se déclara; une tumeur très-intense se forma au flanc gauche, et il fut douteux pour moi que Vivace Lefranc pût supporter cette nouvelle crise.

Je me gardai bien, comme on peut croire,

de faire saigner le malade ; l'âcreté de ses humeurs aurait rendu cette opération mortelle. Je n'osai pas non plus laisser aboutir la tumeur, parce que son caractère me semblait si alarmant que je ne savais pas si j'aurais le pouvoir d'empêcher qu'elle produisît la gangrène : je ne vis donc rien de mieux à faire que de la comprimer, et de répercuter la maladie dans la masse du sang, sauf à l'attaquer après par un traitement suivi ; cependant je doute encore que je fusse parvenu à la réduire sans le secours de l'onguent résolutif *B. n.*, qui la fit entièrement disparaître, ainsi que l'ébullition qui l'avait accompagnée.

A peine échappé à cette secousse, Vivace Lefranc éprouva des accidens d'une nouvelle espèce ; il tomba dans un état de langueur tout-à-fait critique ; il ne pouvait ni marcher ni faire aucune de ses fonctions animales ; son ventre, gonflé par les délayans et les tisanes dont j'avais fait un si long usage, devint d'une grosseur énorme, le malade en était excessivement fatigué ; il semblait que cette partie du corps profitât de tout ce que perdaient les membres. Je pensai d'abord à prendre, comme on dit, l'ennemi par famine, en refusant au ventre tous les alimens qu'il absorbait ; mais je réfléchis que j'entraverais par là toutes les fonctions vitales, et je cherchai un autre moyen de délivrer Vivace Lefranc de son infirmité, en désoblitérant ses intestins.

J'essayai donc le purgatif *D. n. d.*, mais l'estomac était devenu si indolent, que ce médicament, tout vigoureux qu'il était, ne produisit aucun effet. Je me déterminai alors à faire donner au malade les deux *remèdes V.* et *C.* qui se firent jour non sans difficulté, tant il y avait d'encombrement et de résistance dans le siége du mal.

A peine Vivace Lefranc eut-il pris ces deux remèdes que le ventre en fut violemment tourmenté ; c'étaient des grouillemens continuels de bas en haut, et de haut en bas ; des contractions intestinales de droite à gauche et de gauche à droite ; on eût dit que le patient allait se trouver bientôt débarrassé de tout ce qui l'obstruait ; mais au bout de quelque tems il rendit les deux remèdes tels qu'il les avait pris. C'est ainsi que son obésité a résisté à toutes les tentatives que j'ai faites pour en triompher, et qu'elle est même, je dois l'avouer plus intense qu'auparavant.

Malgré l'embonpoint apparent qu'elle procure au malade, je ne me méprends pas, mes chers confrères, sur la nature de cette difformité. Vivace Lefranc est dans une sorte d'absorption continuelle; il est sombre et abattu, il digère très-péniblement tout ce qu'on lui donne. Il a le regard terne, le teint pâle, la langue extrêmement chargée, le pouls faible et irrégulier; toutes les nuits il se plaint d'un cauchemar qui l'étouffe; des symptômes d'inflammation se montrent de tems à autre, et tout me prouve que son ventre recèle des germes de dissolution que le moindre accident peut faire éclore.

Il est vrai que sa constitution est si bonne, son organisation si vigoureuse, que son état laisse beaucoup d'espoir; je crois même, entre nous soit dit, que, si je l'abandonnais entièrement à son bon tempérament, la force des principes vitaux qui sont en lui pourrait triompher des élémens corrompus qui le tourmentent, et que les humeurs venant à reprendre leur libre circulation, son ventre perdrait, avec ses obstructions, sa monstrueuse rotondité; mais il n'est pas prudent de se fier à la nature quand on est médecin. Vivace Lefranc est mon malade, et il le sera le plus long-tems que je pourrai. Si l'inflammation se manifeste sur quelques points, je serai là pour la repousser; si elle reparaît ailleurs, je la comprimerai ailleurs; si elle produit des accidens, j'y remédierai. J'ai des drogues pour tous les cas, des bandages et des onguens pour toutes les plaies, des chevilles pour tous les trous; et, dût-on m'accuser de renfermer le loup dans la bergerie, je réponds bien de ne lui laisser montrer le nez à aucune issue sans le saluer avec un emplâtre: vous savez que je suis en fonds pour cela, et nous verrons qui du loup ou de moi se lassera le premier; au résumé voilà quel est le traitement que je me propose de suivre. Je n'emploierai les médicamens du côté droit de ma pharmacie qu'en dehors, comme répercussifs, parce qu'ils sont vigoureux et puissans; mais je n'emploierai au dedans que mes délayans du milieu; ce n'est pas la cause des maux que je veux détruire, ce sont les maux eux-mêmes, à mesure qu'ils se réaliseront ; et si cette cause perdait de son action, mes drogues du côté gauche sont là. — Les ignorans ne manqueront pas de censurer mon système ; mais je me flatte, mes chers confrères, que vous proclamerez partout mes lumières et ma profonde sagesse ; c'est à votre opinion seule que j'attache du prix.

Le docteur Tâtonnando.

DE L'IMPRIMERIE DE PILLET AÎNÉ, RUE CHRISTINE, N° 5.

www.ingramcontent.com/pod-product-compliance
Ingram Content Group UK Ltd.
Pitfield, Milton Keynes, MK11 3LW, UK
UKHW021036260726
13994UKWH00005B/2180